DE
LA GOUTTE
ET DES
RHUMATISMES.

EXPOSÉ
THÉORIQUE ET PRATIQUE
D'UN
TRAITEMENT CURATIF ET PRÉVENTIF,

PAR

LE DOCTEUR LAVILLE.

QUATRIÈME ÉDITION.

PARIS,

J.-B. BAILLIÈRE, LIBRAIRE, Rue Hautefeuille, 19.

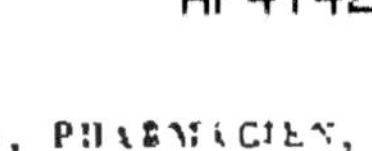

BÉRAL, PHARMACIEN, Rue de la Paix, 14.

Londres, chez L. BAILLIÈRE, 219, Regent's-Street.
chez C. BAILLY-BAILLIÈRE, calle del Principe, 11.
w-York, chez H. BAILLIÈRE, 290, Broadway.

DE

LA GOUTTE

ET DES

RHUMATISMES.

DE

LA GOUTTE

ET DES

RHUMATISMES.

EXPOSÉ

THÉORIQUE ET PRATIQUE

D'UN

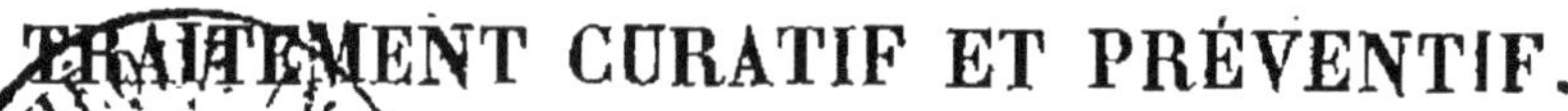
TRAITEMENT CURATIF ET PRÉVENTIF.

PAR

LE DOCTEUR LAVILLE.

PARIS,

IMPRIMÉ PAR HENRI ET CHARLES NOBLET,

Rue Saint-Dominique, 56.

1855

TABLE.

AVERTISSEMENT.

La médication dont je parle dans cette nouvelle édition n'a pas seulement pour but d'enrayer les accès, mais encore d'en prévenir le retour; et si elle doit assouplir les articulations en effaçant les nodosités, elle tend surtout à rendre au cœur la liberté de ses mouvements, en faisant disparaître les cristallisations crétacées qui tapissent ses parois et perforent ses valvules (1).

La disparition progressive des stigmates de la goutte est vraiment la pierre de touche pour apprécier un remède anti-goutteux. Ce résultat si caractéristique, obtenu *sans médicament perturbateur*, démontre assez qu'il n'est pas seulement question de l'avortement éphémère des attaques, décoré, par certains auteurs, du nom pompeux de cure de la goutte, mais qu'il s'agit, avant tout, de guérison sérieuse, durable, complètement exempte de dangers.

(1) Voyez le dernier chapitre : *Coup d'œil rapide sur les conséquences de la goutte et du rhumatisme négligés.*

Avant de juger, qu'on veuille bien nous entendre.

Nous n'avons eu qu'un seul désir, celui d'être vraiment utile : aussi avons-nous restreint le plus possible le cadre de cet exposé, sans avoir cependant rien omis d'essentiel.

DE

LA GOUTTE

ET DES

RHUMATISMES.

Défiance des goutteux, bien naturelle.

Livré depuis longues années à des études spéciales sur les maladies arthritiques, et sur la goutte en particulier, je cède aux instances des personnes les plus honorables, en faisant connaître sommairement le fruit de mes recherches.

Les goutteux, en général, sont défiants en fait de remèdes ; et, il faut l'avouer, leur défiance n'est que trop bien justifiée. En effet, pour quiconque ne vit pas au jour le jour, le point essentiel n'est pas de faire avorter une attaque de goutte, mais de savoir si le moyen pour y parvenir ne serait pas tôt ou tard dangereux, comme tant de remèdes vantés jusqu'ici.

En outre, il convient de se demander si les attaques successivement conjurées n'augmentent pas le péril au lieu de le diminuer; si ce ne serait pas opposer un obstacle au cours d'une rivière, dont les eaux amoncelées, ne trouvant plus d'issue, produiraient les plus grands ravages. N'est-il pas, en effet, extrêmement commun de rencontrer des personnes qui se plaignent que la suppression des attaques provoque le retour plus fréquent des crises? Si donc il est bon d'enrayer un accès, ce ne doit être qu'à condition que, plus tard, on n'aura pas à s'en repentir, et qu'on ne paiera pas, par des souffrances plus intenses et plus rapprochées, un soulagement momentané.

Car il ne faut pas oublier que c'est la constitution goutteuse tout entière qu'il s'agit de modifier, et non pas seulement quelques-unes de ses manifestations, quelques-uns de ses symptômes : or, pour y parvenir, il fallait d'abord se faire une juste idée de la nature de la goutte, et ensuite savoir s'il était possible de la combattre avec succès.

Qu'est-ce que la goutte? Comment la guérir ?

Je me suis, en commençant mon travail, proposé de résoudre ces deux questions :

1° En quoi consiste la goutte ?

2° Quelles doivent être les propriétés d'un médicament pour la guérir, non-seulement sans danger, mais avec profit pour la santé?

Pour la solution de la première question, j'ai d'abord consulté les meilleurs ouvrages des anciens et des modernes, depuis Hippocrate jusqu'à Sydenham et Scudamore; mais, tout en rendant hommage à leurs vues plus ou moins ingénieuses, je n'ai rencontré nulle part une définition nette, claire et précise : et, parmi les plus affirmatifs, il n'en est pas dont les théories soient pleinement sanctionnées par la pratique. Cela vient sans doute de ce que, pour les uns, les moyens d'investigation n'étaient pas assez perfectionnés, et de ce que les autres n'ont pas suffisamment interrogé la chimie dans des questions où elle devait remplir le principal rôle. J'ai donc été obligé d'étudier la diathèse goutteuse sur les goutteux eux-mêmes, et ainsi j'ai pu soumettre mon travail au contrôle de l'expérience.

J'épargnerai au lecteur la longueur et l'aridité d'un labeur aussi opiniâtre, pour le conduire vite à la conclusion.

En interrogeant soigneusement tous les goutteux, en réfléchissant à leurs antécédents, en ne négligeant aucun commémoratif, j'ai constamment observé que les premières atteintes de la goutte ont toujours et invariablement été précédées *d'une suppression* de la transpiration, d'un trouble de la miction, ou d'une irritation des intestins, et il n'y a pas, que je sache, une seule exception à cette règle.

Pour découvrir la cause de ces phénomènes, il fallait suivre la route tracée par Berthollet, étudier à fond les changements successifs, les différences de composition chimique de l'urine, de la sueur et de la bile. Nous devions même tenir compte de la déperdition fréquente de la liqueur séminale, dont sont trop prodigues les hommes de plaisir, sans peser les conséquences d'une telle conduite. Les membranes séreuses synoviales, qui entourent les articulations mobiles, ont aussi appelé notre attention d'une manière toute particulière. Il suffit de songer un instant au rôle important que jouent ces tissus chargés de sécréter la synovie, pour déplorer que leur étude ait été si complètement négligée.

Conçoit-on, en effet, que, dans une maladie qui attaque spécialement les jointures, on se soit à peine occupé de la synovie, destinée à lubrifier les articulations, à entretenir et à faciliter le mouvement?

Si cette liqueur douce, onctueuse, semblable à du blanc d'œuf, devient acide, les extrémités osseuses seront bien vite corrodées. Si c'est un fluide aqueux, sans cohésion, l'articulation manque de soutien, et les chocs ne sont plus amortis. En outre, les nodosités sont certainement dues, selon nous, à un suintement de la synovie par la surface externe des capsules séreuses articulaires ; cette exhalation des membranes séreuses par leur surface adhérente, cette espèce d'exosmose, est un phénomène pathologique dont il importait grandement de scruter le mécanisme, et on ne se figurerait jamais tout ce qu'il faut dépenser de patience, de temps et de soins, pour déduire des conséquences qui puissent avoir un résultat pratique.

Toutes ces fonctions que j'indique rapidement, sans vouloir entrer ici dans aucun développement scientifique, devaient être scrupuleusement examinées séparément, et surtout dans leur ensemble.

J'ai donc soumis à des analyses fréquentes et rigoureuses les différents produits de sécrétion des goutteux, avant, pendant, et après les crises.—De mes observations et de mes recherches résulte pour moi la preuve évidente, confirmée d'ailleurs par l'expérience, que la goutte est due à un *défaut* ou à une *altération* de sécrétion, cutanée, urinaire ou intestinale.

Ceci posé, nous sommes déjà sur la voie pour déduire les propriétés d'un médicament qui puisse guérir la goutte, non-seulement sans danger, mais avec profit pour la santé.

Ce sera d'abord un médicament capable de rétablir la transpiration, si elle a été supprimée ; de ramener le cours des urines à son volume normal, et de détruire la constipation trop opiniâtre, si elle existe. Mais il ne suffirait pas encore que ces trois fonctions se fissent bien sous le rapport de *la quantité*, elles demandent encore et surtout *la qualité*.

En effet, nous avons parlé non-seulement du *défaut*, mais aussi de l'*altération* de sécrétion. Car la transpiration, la miction et l'exonération doivent être non-seulement assez abondantes, mais charrier au-dehors certains principes dont le séjour produirait les plus graves désordres.

C'est précisément ce que nous voyons dans la goutte. N'arrive-t-il pas souvent qu'après une attaque, les articulations se trouvent déformées par des concrétions tophacées ?

N'est-ce pas une indication de la nature pour nous mettre sur la voie ?

Ces traces du passage de la goutte ont été analysées par les chimistes Wollaston, Fourcroy, Vauquelin, Barruel, et tout le monde connaît maintenant les sels dont elles sont composées.

Restait donc à trouver un médicament, un composé quelconque, qui empêchât ces sels de se concentrer aussi abondamment dans l'économie.

Ainsi, après avoir répondu à la première question, nous sommes en mesure maintenant de résoudre la seconde, savoir : Quelles doivent être les propriétés d'un médicament pour guérir la goutte, non-seulement sans danger, mais avec profit pour la santé?

Ce sera donc un médicament qui donnera aux produits des trois grands émonctoires du corps *la quantité* et *la qualité* nécessaires.

Acuité et chronicité.

Ici s'élève une question préjudicielle

de la plus haute importance, et qui domine toute la thérapeutique anti-goutteuse.

Le médicament applicable à l'état aigu peut-il convenir à l'état chronique?

Quelques essais ont pu d'abord en imposer sur ce point; mais une expérience prolongée et une mûre réflexion m'ont démontré, jusqu'à l'évidence, qu'il ne saurait en être ainsi. Et, en effet, tous les médicaments anti-goutteux, si prônés jusqu'ici, n'ont jamais réussi qu'à diminuer les crises. C'est déjà quelque chose, sans doute, mais il ne faut rien exagérer; là se borne toute leur action: et s'il n'est pas exact d'affirmer que les accès deviennent de plus en plus fréquents, à mesure que l'on parvient à les enrayer, il n'est pas plus conforme à la vérité de dire qu'on en ajourne le retour en les diminuant. Ce serait s'appuyer sur des expériences hâtives ou tronquées. Au reste, dans une question aussi complexe, et qui exige des recherches si longues et si multipliées, l'erreur peut facilement se glisser, si l'on ne se tient pas constamment sur ses gardes.

Mais tous les goutteux, ceux surtout qui le sont depuis longues années, avoueront que jusqu'ici on a pu amoindrir les accès, mais que jamais on n'est parvenu à faire rétrograder la goutte elle-même. C'est un point malheureusement trop bien établi, malgré les allégations contraires mais qui ne sont pas toutes désintéressées.

Il était donc de la plus haute importance de chercher des substances capables non-seulement d'arrêter le développement de la goutte, mais encore d'en détruire le germe, s'il était possible. On ne pouvait y parvenir qu'en séparant avec un soin extrême ce qu'on a toujours confondu : *la chronicité* et *l'acuité* de la goutte.

En effet, dans la goutte aiguë, les douleurs étant intolérables, le remède doit être aussi prompt qu'efficace : autrement, sans compter les souffrances inouïes du malade, les articulations successivement ou simultanément labourées par la goutte se déforment ou s'ankylosent. Il importe donc de prévenir au plus vite de tels désordres : or, la liqueur, dont il sera parlé plus bas, réussit alors de la manière la plus heureuse.

Mais, dans la goutte chronique, on s'abuserait étrangement si l'on tentait d'employer les mêmes moyens. Car il ne s'agit plus d'éteindre la maison incendiée, mais de la rendre incombustible.

La goutte chronique est souvent acquise, mais plus souvent encore elle est transmise par l'hérédité : c'est donc l'organisme tout entier qu'il faut purifier : dans ce cas, les remèdes violents doivent être sévèrement bannis ; d'abord, parce que l'économie se révolterait, que le but serait manqué, et parce que la santé s'en trouverait bientôt gravement atteinte.

L'action insensible du temps ayant engendré la goutte, il faut aussi un certain laps de temps pour en triompher. C'est, pour ainsi dire, atôme par atôme que l'élimination doit se faire; on ne sera donc pas surpris qu'il faille de la persévérance pour parvenir à une cure radicale. Encore une fois, que l'on se garde bien de confondre l'état chronique avec l'état aigu : si le premier exige des mois, le second ne demande que quelques heures pour sa guérison.

A chaque état spécial, une méthode spéciale; à un mal aigu, un remède prompt et sûr. Mais quand il s'agit d'un mal chronique, invétéré, constituant, pour ainsi dire, une seconde nature, une médication trop active serait vraiment incendiaire.

On doit, en quelque sorte, suivre en sens inverse la même marche que le mal a suivie; c'est à pas lents que l'économie s'est trouvée envahie; c'est par degrés insensibles qu'elle peut seulement s'épurer. L'ennemi a cheminé sourdement et ne s'est révélé que lorsque déjà il était maître de la position; il faut le refouler peu à peu jusqu'à ce qu'il ait perdu tout le terrain qu'il avait gagné : le médicament doit donc opérer à l'insu, pour ainsi dire, de celui qui le prend; or, les pilules dont l'effet sera expliqué plus loin, atteignent ce but si désirable, tant leur action est douce et inoffensive, quoique d'une efficacité assurée.

Il n'y a que ceux qui n'ont aucune idée de la nature de la goutte ou qui n'ont jamais été aux prises avec cette terrible affection, qui pourraient nous reprocher notre sage lenteur et notre prudente temporisation; les goutteux n'y verront qu'un motif de confiance et de complète sécurité.

On ne saurait trop le redire : lorsqu'il faut modifier profondément une constitution, corriger sa nature, substituer des sécrétions normales à des produits hétérogènes, éliminer de l'économie des sels qui entravent toutes ses fonctions, s'opposent au jeu régulier de ses organes, et qu'il s'agit d'effectuer un changement aussi radical sans faire courir aucune chance, sans exposer à aucun péril, ce ne peut être, évidemment, l'affaire d'un jour, et celui qui sera pénétré de la difficulté de l'entreprise et de la grandeur du résultat, ne marchandera ni les jours ni les mois.

Mais, d'un autre côté, il ne serait pas raisonnable de demander une longue patience, sans offrir aucune garantie, sans donner la preuve que la persévérance sera couronnée par le succès.

A ce sujet, les renseignements les plus complets seront fournis à ceux qui les demanderont.

Nous n'avons pas jugé qu'il fût digne ni convenable d'afficher en public des noms honorables, comme pour nous servir de réclame. Mais comme il s'agit d'une œuvre *loyale et consciencieuse*, on peut s'adresser directement ou par écrit à la pharmacie citée à la fin de ce petit traité, où *tous les renseignements préalables et désirables* seront fournis de la manière la plus complète et *la plus désintéressée.*

D'ailleurs, les doutes seront vite éclaircis, car, de mois en mois, on constatera une amélioration de plus en plus appréciable.

Donc, en résumé, la *liqueur* est destinée à *l'état aigu,* et les *pilules à l'état chronique.*

Cette séparation n'est pourtant pas si tranchée qu'on ne puisse quelquefois boire quelques cuillerées de la liqueur pour se procurer, par exemple, une purgation mensuelle; de même qu'il n'est pas toujours nécessaire d'attendre que l'état aigu n'ait plus laissé de traces pour recourir aux pilules. C'est seulement une règle générale que nous établissons.

Donnons d'abord la manière de prendre la liqueur, ensuite nous parlerons des pilules.

Manière de faire usage de la liqueur.

1° QUAND LA DOULEUR EST TRÈS-VIOLENTE.

Lorsque l'on est en proie à une vive douleur, on prend une cuillerée *à café* de la liqueur, soit pure, soit, ce qui vaut beaucoup mieux, dans environ un demi-verre d'eau sucrée ou une tasse d'une infusion quelconque, chaude ou froide à volonté. Huit ou neuf heures ensuite, on répète la même dose, s'il n'était déjà survenu ni amélioration ni évacuation, et enfin, après un nouvel intervalle de huit ou neuf heures, on boira, de la même manière, une troisième cuillerée *à café*, si la douleur n'était pas encore diminuée, et s'il n'y avait aucune apparence de garderobe.

Ces cuillerées étant prises, il faut attendre au moins vingt-quatre heures avant de recommencer; car le médicament, prompt à calmer la douleur et à enrayer l'accès à toutes les périodes, ne détermine quelquefois des évacuations que deux jours après son ingestion : c'est pourquoi il est nécessaire de lui laisser le temps d'agir en ne renouvelant pas trop vite les doses.

Il y a même certains tempéraments très-susceptibles qui éprouvent assez d'effet par une cuillerée *à café;* ce cas est, à la vérité, très-rare.

Au reste, il ne faut jamais, même dans les grandes crises, et quand il n'y aurait aucune évacuation, prendre plus de trois cuillerées *à café* dans les vingt-quatre heures, et on doit se reposer au moins un jour entier pour en attendre l'effet.

Après cet intervalle, si l'amélioration ne se dessinait pas assez promptement, et s'il n'y avait aucune disposition aux évacuations, on boirait une cuillerée *à café* de la liqueur, et si, huit ou neuf heures ensuite, l'état était encore le même, on reprendrait une autre cuillerée *à café*, et le mieux ne tarderait pas à se déclarer.

Pour soutenir et accroître l'amélioration obtenue, on continuera les cuillerées pendant quelques jours encore, mais à dose très-modérée, une faible cuillerée *à café* le matin. Une autre peut-être, le soir, en cas de souffrance assez marquée, mais très-souvent une demi ou un quart de cuillerée *à café*, suffit dans la journée.

Ainsi donc, deux choses seulement à examiner : Y a-t-il évacuation, on suspend la liqueur; y a-t-il amélioration, on en diminue les doses. Si les évacuations se prolongent, on les modère ou on les arrête par des lavements émollients, amidonés ou même laudanisés, si c'est nécessaire, comme nous le dirons plus bas. S'il y a amélioration sans évacuation, peu importe : nous avons guéri des attaques violentes sans exciter de garderobe ; l'exubérance du principe rhumatismal et goutteux s'est écoulée avec la sueur et les urines. En général, il est plus sûr d'en obtenir, parce que le mieux ne tarde presque jamais à venir à leur suite ; mais si l'amélioration s'était prononcée, il ne faudrait nullement s'en préoccuper.

Du reste, c'est au médecin à rapprocher un peu les doses, à les éloigner ou à les modifier, suivant les indications.

2° QUAND LA DOULEUR EST MODÉRÉE.

Si la douleur n'est pas ou n'est plus très-violente, une cuillerée *à café* le matin, par exemple, suffit très-souvent ; si cependant, le soir, la douleur n'était pas beaucoup moindre, il faudrait recourir à une seconde cuillerée *à café*. Au reste, on diminue la dose en raison de la diminution de la douleur. On se contente d'une fraction de cuillerée *à café*, si elle suffit, et l'on suspend la liqueur dès que commence la purgation, qu'il n'est pas nécessaire de provoquer, comme nous l'avons dit plus haut.

Tant que la douleur n'est pas complètement enlevée, on doit continuer les petites doses. On conçoit, du reste, qu'on ne puisse fixer d'avance un nombre de jours bien précis : cela dépend du sujet, et surtout de la nature de la goutte et du rhumatisme. Si l'on a attendu que les articulations fussent énormément gonflées, il faudra plus de temps évidemment pour que la résolution s'opère. Si l'on a été assailli par une de ces attaques qui auraient sévi trois ou quatre mois, on ne doit pas s'étonner si, pendant quelques jours, il faut être sur ses gardes.

Après avoir quitté, la goutte et le rhumatisme menacent-ils encore? ce n'est peut-être qu'une panique; mais ne parlementez pas, et chassez jusqu'au doute en buvant quelques cuillerées: car ce serait une grave erreur que de s'endormir dans une fausse sécurité et de croire que l'ennemi vaincu ne reviendra jamais à la charge.

Loin de nous la sotte prétention de guérir à tout jamais en une seule fois: la goutte et le rhumatisme ressemblent à une hydre dont il ne faut pas se contenter d'abattre une seule tête. Souvent la goutte quitte son siège de prédilection, les articulations, pour se porter sur un organe plus important: c'est ce qu'on a appelé *goutte remontée*. Dans ce cas, il est essentiel de recourir à la liqueur pour s'opposer au développement d'accidents qui pourraient devenir funestes.

3° QUAND LA DOULEUR EST LÉGÈRE.

Une très-petite cuillerée *à café* de la liqueur, qu'on renouvelle quelquefois le lendemain et peut-être le surlendemain, est bien suffisante pour dissiper toute douleur légère. En tous cas, après avoir pris, en trois jours, trois cuillerées *à café*, il faudrait attendre au moins deux ou trois jours pour y revenir, si le point douloureux persistait encore, ce qui n'est pas probable.

4° QUAND LA DOULEUR MENACE.

Si, au premier avertissement de la douleur, après un excès de table, de plaisir, de fatigue, de travail ; si, enfin, aux premières sensations de ces avant-coureurs qui trompent rarement un goutteux, on avait recours aux petites cuillerées, l'accès près d'éclater serait conjuré sur-le-champ. Une petite dose est bien plus efficace avant l'explosion du mal, qu'une grande, prise plus tard. Une cuillerée *à café* de liqueur anti-goutteuse, bue même sans raison suffisante, ne peut nuire évidemment à un goutteux, à qui elle épargnera peut-être une longue crise. Il est de principe de ne jamais laisser à la goutte le temps d'élire domicile. En tout, ne vaut-il pas mieux prévenir que guérir?

Moyen d'arrêter des évacuations trop abondantes.

L'effet purgatif n'étant nullement nécessaire pour la guérison, on peut toujours l'arrêter et même le prévenir par la médication opiacée ou astringente, dont on ferait usage avant, pendant ou après l'administration de la liqueur, qui n'en serait pas moins efficace.

Ainsi, dans le cas où les évacuations empêcheraient d'user de la liqueur, indispensable cependant pour calmer la souffrance, il faudrait les arrêter ou les modérer par l'opium, le diascordium, la thériaque, etc., soit en pilules, potion ou lavement.

Quand le nombre des selles paraîtra suffisant, et qu'on jugera à propos d'en suspendre le cours, soit à cause d'une constitution faible et débile, soit pour tout autre motif, on commencera par donner quelques demi-lavements d'une décoction de graine de lin ou de racine de guimauve, et on ajoutera, si c'est nécessaire, quelques gouttes de laudanum, et les évacuations cesseront aussitôt.

De l'alimentation pendant la crise.

Les cuillerées de liqueur ne devant être bues que deux ou trois heures avant ou quatre ou cinq heures après le repas, il est évident que quand on est forcé, pour calmer la douleur, d'en prendre trois ou quatre dans les vingt-quatre heures, on ne trouverait pas le temps de placer un repas. D'ailleurs, l'état de goutte aiguë demande la diète le premier et très-souvent le second jour. En un mot, toutes les fois qu'il y a douleur vive, même à l'état de repos, et si surtout la fièvre s'est allumée, la diète est nécessaire. Mais quand le calme est revenu, et qu'on n'est plus obligé que de boire une ou deux cuillerées dans la journée pour consolider et augmenter le mieux obtenu, alors on prend une cuillerée *à café* le matin, deux ou trois heures avant le déjeûner, et une autre, s'il en est besoin, le soir, quatre ou cinq heures après le dîner. On remplacerait un repas par une cuillerée *à café* de la liqueur, si le mal l'exigeait.

Pendant toute la durée de la crise, l'alimentation doit être très-modérée : au reste, la liqueur, produisant un peu d'inappétence, favorise d'autant mieux le traitement.

Remarque très-importante sur le goût de la liqueur anti-goutteuse.

La liqueur, dont le goût est assez agréable à la plupart des goutteux, provoque quelquefois un peu de répugnance chez quelques-uns. Pour remédier à cet inconvénient, on peut la boire à dose fractionnée. Ainsi, au lieu d'une cuillerée *à café* tout entière, on n'en prendrait que le quart, ou même moins encore, avec plus ou moins de liquide.

Je connais un goutteux dont l'habitude est d'en mettre seulement quelques gouttes tantôt dans un verre d'eau de Seltz, tantôt dans une tasse de thé, dans du tilleul, dans des sirops d'orgeat, dans une infusion de menthe, de fleurs d'oranger, etc.; mais le meilleur moyen d'en masquer le goût est de la boire dans une tasse de café noir très-léger, dans du sirop de vinaigre framboisé, de groseille, ou dans un verre d'eau sucrée, avec plus ou moins de jus de citron, à volonté. On trouve encore, dans toutes les pharmacies, des capsules dans lesquelles on peut la verser.

Seulement, il est évident que si l'on n'en prend que quelques gouttes, il ne faut pas mettre trois ou quatre heures d'intervalle entre les doses ; car on n'arriverait pas ainsi à en prendre une quantité suffisante.

On oublie aussi beaucoup trop souvent que cette liqueur offre le grand avantage d'être prise en lavement, tout en conservant la même efficacité.

On aurait soin de débarrasser préalablement l'intestin par un lavement ordinaire; ensuite, on mettrait une cuillerée *à café* de la liqueur dans un quart de lavement de décoction de guimauve ou de graine de lin, qu'on garderait le plus longtemps possible. On le réitérerait plus ou moins souvent, selon l'effet; et, si l'on ne pouvait le garder assez de temps pour en obtenir un résultat, on ajouterait quelques gouttes de laudanum pour calmer l'intestin. On mettrait, entre les repas, les intervalles déjà prescrits.

Ainsi, les personnes qui, pendant les accès, éprouvent des vomissements, pourront choisir ce moyen.

Conduite à tenir dans la goutte ou le rhumatisme chronique, ou dans l'intervalle des accès.

Après avoir éprouvé une attaque, on doit s'attendre ordinairement à en éprouver beaucoup d'autres. Si l'on ne veut pas s'exposer à *des récidives sans fin*, si l'on désire réparer ou atténuer les traces du passé et assurer l'avenir, il faut recourir aux pilules, selon le mode que je vais exposer.

Nombre de pilules à prendre dans la goutte ou le rhumatisme chronique, ou dans l'intervalle des accès.

Principaux cas qui peuvent se présenter.

1° S'il s'agit de goutte ou rhumatisme simple, sans nodosité, sans roideur des articulations, sans douleur permanente, mais dont les crises, assez bénignes d'ailleurs, se déclarent une ou deux fois par an, il suffira, pour en prévenir le retour, de prendre 3 ou 4 pilules chaque jour, jusqu'à ce que l'on ait passé deux ou trois époques où les crises auraient dû reparaître.

Si la goutte ou le rhumatisme était encore moins grave que je viens de le dire, une, deux ou trois pilules par jour, pendant le même espace de temps, seraient suffisantes.

2° S'il était question d'empêcher le retour d'accès fréquents, longs et violents, on commencerait par cinq ou six pilules par jour, et, après quelque temps, on pourrait graduellement ajouter quelques pilules, si c'était nécessaire, pour maîtriser entièrement les symptômes.

Si cependant on était surpris par une attaque, on cesserait les pilules pour boire de la liqueur, et, la crise une fois conjurée, *pour prévenir les rechutes*, on reprendrait des pilules.

Lorsque les accès ne séviraient plus, il faudrait encore continuer quelque temps l'usage des pilules pour ne pas soustraire tout à coup l'économie à un médicament si salutaire.

Aux périodes où l'attaque se déclarait plus particulièrement, il conviendrait de revenir aux pilules, plus ou moins longtemps, selon la fréquence et la violence des accès qu'on aurait subis précédemment.

3° Si, outre les accès plus ou moins réguliers, il y avait empâtement, difformité des jointures, soudées par de nombreuses concrétions, on prendrait quatre ou cinq pilules le matin, et autant le soir.

Après quelque temps, on pourrait par gradation augmenter la dose, si l'on sentait la nécessité de hâter les progrès, qui alors ne se feraient plus attendre.

En continuant ainsi plus ou moins longtemps, selon les progrès obtenus et à obtenir, on parviendrait non-seulement à éviter les accès, mais encore à restituer aux articulations le mouvement dont elles étaient privées.

Tant qu'il y aura des *nodus* à effacer, on prendra, chaque année, plus ou moins de pilules et plus ou moins longtemps, selon le nombre, le volume et l'ancienneté de ces *nodus*, que la goutte aurait élevés au milieu de ses ravages.

4° Il nous serait impossible d'énumérer ici toutes les variétés de gouttes et de rhumatismes chroniques : il y a une infinité de nuances qu'on ne peut décrire : mais il sera certainement facile de se conduire, puisque, dans quelque hypothèse que ce soit, on peut toujours commencer par trois ou quatre pilules, et les augmenter progressivement, si l'amélioration tardait à se faire sentir.

Il y a des cas mixtes, c'est-à-dire qui sont tout à la fois aigus et chroniques. Un jour, la douleur est vive ; elle disparaît le lendemain pour revenir bientôt; et, au milieu de toutes ces alternatives, les articulations ont beaucoup de peine à se mouvoir.

Pour combattre ce double état, il faut employer les deux médications à la fois : ainsi, un jour on prendra de la liqueur, et le lendemain des pilules. On fera, en un mot, prédominer la médication pour l'état aigu ou chronique, selon les indications à remplir.

Les goutteux et les rhumatisants de *vieille date* agiront sagement en buvant chaque mois, ou au moins tous les deux mois, pendant quelques jours, quelques cuillerées de la liqueur pour se procurer une purgation prophylactique. Pendant ce temps, ils suspendraient l'usage des pilules, pour les continuer ensuite. Nous n'avons pas séparé le traitement anti-goutteux du traitement anti-rhumatismal, parce que, d'après des expériences de plus en plus répétées, la même médication triomphe également de la manière la plus prompte et la plus complète, soit de la goutte, soit du rhumatisme, isolés ou réunis.

Manière de prendre les pilules.

Les pilules, étant argentées, passent facilement; mais on peut les envelopper dans des confitures, et boire en même temps de l'eau sucrée ou une tasse d'une infusion quelconque. On peut les prendre dans l'intervalle, mais mieux au commencement des repas, soit au déjeûner, soit au dîner, car ces pilules, si *essentiellement modificatives*, participent presque autant de la nature de l'aliment que du médicament, et on ne doit craindre ni nausées, ni vomissements, ni anorexie, ni diarrhée : en un mot, aucun trouble ne se manifeste dans l'économie. L'estomac le plus faible, le plus irritable, le plus susceptible, n'en ressent aucune gêne.

On peut les prendre en une, deux ou trois fois dans la journée.

Les personnes qui ne pourraient avaler de pilules les écraseront pour les tenir en suspension dans un quart de lavement.

Objections sur le nombre de pilules et le laps de temps.

Ceux qui m'objecteraient le nombre de pilules et le temps pendant lequel il faut les prendre , ne devront accuser que la gravité de leur état.

Il est évident que j'ai dû graduer les doses selon les progrès du mal. Entre le minimum et le maximum de temps et de pilules, j'ai suivi l'échelle de proportion, depuis le cas le plus léger jusqu'au plus grave.

C'est toujours un malheur que d'oublier cette maxime si pleine de sagesse :

> Principiis obsta serò medicina paratur
> Cùm mala per longas invaluere moras.

Au reste, dans toute enquête *de commodo et incommodo*, il ne faut pas seulement s'appesantir sur les inconvénients, sans penser aux avantages. Sans doute, il serait préférable de se guérir en fort peu de jours ; mais malheureusement la goutte n'est pas une de ces maladies qu'on puisse juguler de cette manière.

En outre, ne serait-il pas déraisonnable d'espérer, en quelques mois, une cure radicale d'une maladie profondément constitutionnelle, souvent même héréditaire ?

Quant au nombre de pilules, n'est-ce pas une garantie de leur complète innocuité?

En effet, elles sont *puissamment dépuratives* de l'économie, mais *nullement perturbatrices;* elles n'imposent aucune privation, ne soumettent à aucun régime particulier, et ne troublent l'exercice d'aucune espèce de fonction, qu'elles tendent au contraire à régulariser.

Si l'on songe qu'il s'agit pour le goutteux de n'être plus attaché sur son lit de douleur, en proie aux déchirements de la goutte, comme Prométhée aux morsures du vautour; si l'on réfléchit qu'il s'agit pour lui de ne plus traîner le boulet qui enchaîne tous ses pas; si l'on considère enfin qu'il est question de terrasser un ennemi qui épie tous les mouvements de sa victime pour la frapper à coup sûr, pourra-t-on regretter quelques années de soins, d'ailleurs si faciles et si peu coûteux?

Du maximum de pilules.

Le maximum de pilules ne peut être énoncé que d'une manière approximative : quatre ou cinq le matin, et autant le soir, ont suffi dans la majorité des cas ; mais peut-être sera-t-il bon quelquefois d'en élever momentanément le nombre pour le diminuer ensuite ; chacun en jugera par la lenteur ou la rapidité de l'amélioration.

Évidemment, il convient de laisser à l'organisme le temps de se modifier, et ne pas s'attendre à un changement à vue du jour au lendemain ; rien ne doit s'opérer par brusque transition.

En général, il vaut mieux continuer une dose plus longtemps que de l'accroître trop rapidement. Il ne faut rien outrer, pas même les bonnes choses, et ce serait une grave erreur de penser que l'on peut forcer la nature en forçant les doses. On manquerait le but pour vouloir l'atteindre trop vite.

Nous devons rassurer les personnes timides qui craindraient de prendre quelques pilules de trop.

Les substances qui les composent ne peuvent être nuisibles en aucun cas, et il n'y aurait aucune espèce de danger en doublant ou même en triplant le nombre fixé.

En persévérant plus ou moins longtemps, selon la gravité du mal, les articulations recouvreront progressivement leur souplesse, et l'on verra les nodus se ramollir pour diminuer insensiblement.

Ce dernier caractère est vraiment le plus infaillible pour juger d'un remède réellement anti-goutteux.

A cette preuve péremptoire, nous pouvons, à l'aide de la chimie, en ajouter une autre tout aussi palpable, tout aussi matérielle.

Les tophus des articulations sont composés surtout d'acide urique, d'urate d'ammoniaque, de soude et de phosphate de chaux. Eh bien ! voilà précisément les sels qui se trouveront dans les évacuations et en particulier dans l'urine, de sorte que les réactifs chimiques qui en décelaient à peine quelques traces avant l'usage de la liqueur ou des pilules, en montreront, après leur emploi, une énorme quantité qui n'y existait pas auparavant.

Ainsi, par la synthèse, on pourra recomposer les nodus dont l'analyse avait démontré les principaux éléments : donc on recueille la preuve la plus convaincante que médicament ait pu jamais offrir ; c'est donc la méthode la plus rationnelle que l'on puisse suivre, et nous pouvions vraiment répondre à un général qui nous demandait où passait la goutte : *Qu'elle suivait le cours des évacuations,* puisque, en effet, l'analyse chimique, comme nous l'avons déjà dit, y retrouve tous les principes qui la produisent.

Il n'y a donc pas possibilité de répercussion, et, loin qu'il y ait danger, il y a profit pour la santé à faire usage de cette méthode, puisqu'elle empêche la prédominance et le séjour de certains sels pernicieux à toute l'économie.

Peut-on fixer un terme à l'emploi des pilules?

Il est évident qu'une limite rigoureuse ne saurait être assignée. On ne pourrait bâtir que des hypothèses et de vagues conjectures.

Certaines gouttes ont été très-heureusement modifiées après 2 ou 3 mois, et seulement avec quelques pilules. D'autres ont exigé beaucoup plus de temps et plus de pilules : tout cela dépend d'une foule de considérations qu'on ne peut connaître à l'avance : ancienneté, hérédité, caractère, nature de la goutte, constitution, idiosyncrasie du goutteux.

Tout ce que l'on était en droit d'exiger, c'était une amélioration assez prompte, même pour les cas graves, afin que l'on ne pût douter du résultat final : or, comme nous l'avons déjà dit, après quelques mois, les progrès seront tels, que le goutteux pourra ensuite juger par lui-même.

Il n'est pas condamné à prendre des pilules sans fin. Quand le mieux est consolidé, il peut s'abstenir ; il suit les diverses phases de la maladie.

Dans le cours du traitement, on peut

suspendre les doses, pendant quelques jours, sans inconvénient. Qu'on n'oublie pas cependant que celui qui veut la fin doit vouloir les moyens : si l'on désire la guérison, qu'on se soumette aux règles prescrites pour l'obtenir.

En un mot, il faut proportionner sa patience, son énergie, à la durée, à l'opiniâtreté du mal, et toujours surveiller et poursuivre l'ennemi jusqu'à une victoire complète.

Action des pilules.

Ces pilules, qui, comme nous l'avons vu, modifient profondément, à la longue, la diathèse goutteuse, ne produisent aucun effet immédiatement appréciable.

Elles sont d'une innocuité parfaite. Si l'on tentait d'en tirer un argument contre leur efficacité, je pourrais citer, entre autres, les pilules d'hydro-ferro-cyanate de potasse et d'urée, aussi énergiques souvent que le sulfate de quinine pour couper la fièvre, et qui n'ont aucune espèce de retentissement sur la santé. D'ailleurs, c'est à l'expérience qu'il convient d'en appeler pour juger en dernier ressort.

Les pilules que je viens de citer ont encore avec les miennes ce trait de ressemblance, qu'on en pourrait prendre, dans la même journée, 30 ou 40 sans aucune espèce d'inconvénient.

Tout le secret consiste dans la préparation, le choix et l'opportunité des médicaments.

Des rhumatismes.

Les rhumatismes ont, en général, des liens d'affinité si étroits avec la goutte, qu'ils ont toujours été regardés comme de la même famille. Aussi la médication anti-goutteuse est-elle la meilleure qu'on puisse leur opposer.

Il importe d'établir ici la même distinction que nous avons faite entre la goutte aiguë et la goutte chronique.

S'il s'agit de rhumatismes excessivement douloureux, avec gonflement des articulations, tension, chaleur, rénitence de la peau, avec tout le cortège enfin des symptômes que produit ordinairement le rhumatisme aigu ou suraigu, c'est à la liqueur qu'il faut recourir.

Quant aux doses et aux règles à observer, il faut suivre la même marche que nous avons tracée pour la goutte aiguë (Page 33).

Quand il sera question de rhumatismes chroniques, ou qu'il s'agira de prévenir le retour d'un rhumatisme aigu, c'est aux pilules qu'il faut avoir recours, en se conformant aux avis donnés pour la goutte chronique.

J'ajoute seulement que si, tous les mois environ, l'amélioration n'était pas assez marquée, on ferait bien de prendre quelques petites cuillerées de la liqueur pour favoriser l'effet des pilules, en obtenant une légère purgation.

Lotions calmantes.

Ces lotions ne peuvent en aucune façon suppléer la liqueur ou les pilules, dont le propre est d'agir sur les éléments mêmes du mal; mais elles offrent une ressource qui peut être utilisée.

En voici la formule :

Alcool camphré,	5 gram.
Baume de Fioraventi,	50
Ammoniaque liquide à 22°,	35
Eau distillée,	500

Cette eau est celle dont je me sers le plus habituellement. Si l'on voulait, dans quelques circonstances, en accroître la force, on augmenterait la dose de l'alcool et de l'ammoniaque ; et, pour la diminuer, à l'égard de certaines personnes dont la peau est tendre et délicate, il suffirait de l'étendre d'eau.

Lorsqu'un membre est atteint, il est bon, tout en prenant les cuillerées, de se frictionner le membre avec un linge ou une éponge imbibée de l'eau calmante. Il faut surtout éviter le froid pendant ces lotions, qui, sans être jamais nuisibles, sont souvent avantageuses.

Après avoir bien lotionné les membres attaqués, il faut tenir sur la partie douloureuse une compresse imprégnée d'eau calmante, et la renouveler selon le besoin.

Ces lotions ont quelquefois apaisé la violence de la douleur, et donné ainsi le temps à l'action de la liqueur de se produire. Elles ont souvent aussi remédié à la faiblesse et au gonflement, suites d'une crise forte ou prolongée.

Dans certains cas, des lotions sur toute le périphérie du corps ont produit un bon effet. Dans d'autres, des bains de pieds, avec addition de 100 à 200 grammes de soude ou de potasse, ou des bains entiers avec 500 ou 1,000 grammes, et une ou deux poignées de sel marin, ont bien réussi.

C'est à l'expérience et à la sagacité d'un médecin habile qu'il faut en appeler pour satisfaire aux différentes indications.

Nous le répétons : ces lotions, ces bains, ne doivent être regardés que comme des moyens accessoires ; la médication fondamentale, basée sur la liqueur ou les pilules, *peut s'en passer ;* mais comme leur association a été souvent fort utile, nous avons dû les faire connaître.

Il nous eût été facile, comme à tant d'autres, de composer un volume, en rapportant longuement un grand nombre de faits. Nous aurions pu aussi décrire en détail tous les symptômes de la goutte aiguë, chronique, de la goutte irrégulière ou anomale, et de bien d'autres espèces de goutte encore. Mais à quoi bon tous ces tableaux où l'imagination peut toujours revendiquer la meilleure part? Le goutteux ne demande-t-il pas plutôt la guérison que la description de souffrances qui ne lui sont que trop intimement connues? De quelle utilité seraient de longs commentaires sur des observations plus ou moins exactes, si ce n'est de flatter l'amour-propre et de satisfaire la gloriole de l'auteur, sans profit aucun pour le malade?

Si nous n'avons pas publié les lettres de félicitations qui nous ont été adressées, c'est que nous n'avons pas l'habitude d'emboucher la trompette, et nous pensons que le succès, pour être légitime et durable, ne doit être fondé que sur la vérité pure et simple de ce que l'on annonce. Les choses bonnes et consciencieuses se recommandent assez par elles-mêmes. D'ailleurs, nous tenons à la disposition de tous ceux qui voudront se convaincre les preuves les plus nombreuses et les plus authentiques.

Régime des goutteux.

Il serait impossible d'en prescrire un qui pût convenir à tous les goutteux indistinctement; chaque constitution a ses règles particulières. Nous pouvons dire, en thèse générale, que les goutteux doivent s'abstenir de viandes noires fortement azotées, de boissons alcooliques, de vins capiteux, en un mot d'une alimentation trop succulente qui, sous un petit volume, fournit au corps des matériaux trop abondants dont il se trouve surchargé.

Mais s'il est important de régler la vie du corps, il l'est encore bien plus de régler celle de l'esprit.

Les passions ardentes sont la source la plus féconde des maladies et de la goutte en particulier. Ainsi, je connais un goutteux chez lequel un accès de colère est presque toujours suivi d'un accès de goutte. D'autres excès sont souvent punis de la même manière, et, si le châtiment n'est pas toujours aussi prompt, il est rare qu'on y échappe entièrement ; tant il est vrai qu'un traité de morale serait encore un bon traité d'hygiène.

Je n'attaque pas seulement ici les passions mauvaises, mais toutes les affections de l'âme portées à un trop haut degré : l'exaltation, la tristesse, les préoccupations trop vives, une ardeur trop grande pour l'étude : Sydenham, composant son fameux *Traité sur la goutte,* avait prédit que ce travail opiniâtre lui vaudrait un accès et plus long et plus douloureux, et la prédiction se vérifia.

En résumé, la sobriété en tout et pour tout doit être pour le goutteux une loi dont il ne saurait s'affranchir sans s'exposer à des attaques et plus fréquentes et plus terribles.

Dans toutes les maladies des goutteux, il ne faut jamais perdre de vue la constitution primitive. Une affection dont on ne peut triompher, et qui de prime-abord semble étrangère à la goutte, n'est très-souvent qu'une *goutte remontée* ou *larvée*, et ne disparaîtra par conséquent que par les anti-goutteux.

Objections de certains goutteux.

Il est des malades qui semblent tenir à leur goutte comme l'avare à son trésor. Ils s'imaginent, les pauvres gens, que la goutte est un brevet de longévité, et qu'avec elle on est à l'abri de beaucoup d'autres maladies; comme si la goutte ne mettait pas sans cesse les jours en péril; et comme si par elle-même elle n'était pas le plus cruel de tous les fléaux. Des milliers d'exemples ne prouvent-ils pas, en outre, que la goutte est le germe des plus funestes affections auxquelles l'humanité soit en proie? Les maladies, filles de la goutte, épouvantent l'imagination non-seulement par leur nombre et leur gravité, mais surtout par leur soudaineté foudroyante : c'est l'épée de Damoclès sans cesse suspendue sur la tête.

D'autres goutteux redoutent une répercussion, une métastase, une transposition sur un organe important. Ces craintes sont légitimes et méritent une explication.

Quand la goutte était regardée comme un hôte inconnu, mystérieux, dont la visite glaçait d'effroi, mais dont il importait de respecter les caprices, sous peine de s'attirer toute sa colère et toute sa vengeance; quand on immolait des victimes pour apaiser son courroux, comme au temps du poète Lucien (1), alors le goutteux, dans son ignorance et son espèce de fétichisme, pouvait bien se courber sous les coups de la douleur, comme l'esclave stupide sous les coups

(1) ΤΡΑΓΟΠΟΔΑΓΡΑ.

de fouet d'un maître barbare : il était en quelque sorte excusable de se présenter en holocauste à la goutte, comme les peuples superstitieux sacrifient aux mauvais génies pour se les rendre favorables. Mais si la science n'est pas un vain mot ; si la chimie a porté son flambeau dans des questions autrefois si obscures; si enfin la goutte n'est et ne peut être qu'une concentration dans l'économie de sels qui ne trouvent pas d'issue, comme le prouvent physiquement et invinciblement les concrétions salines que la goutte laisse sur son passage, pour nous enseigner elle-même son origine et sa nature, il est évident que ce qu'il y avait à faire, c'était de trouver un médicament ou un composé quelconque, qui, en rendant ces sels solubles, les expulsât du corps.

Voilà précisément le but que ne manquent jamais d'atteindre la liqueur et les pilules curatives et préventives de la goutte.

Dès lors, il est clair comme le jour que cette médication doit bannir non-seulement toute crainte de répercussion, mais qu'elle doit au contraire inspirer la plus parfaite sécurité. En effet, en chassant au-dehors la surabondance des matières salines qui, accumulées, amoncelées dans les organes, y portent le ravage et la mort, l'équilibre se rétablit; les articulations, libres d'entraves, s'assouplissent; les appareils fonctionnent sans difficulté, et la vie circule partout librement.

Nous ne saurions trop le redire : ce ne sont pas ici des hypothèses, de vaines théories, mais des vérités palpables, des faits physiques, matériels, confirmés par toutes nos expériences, répétées mainte et mainte fois.

Nous engageons du reste les personnes qui hésiteraient encore, à livrer à un chimiste habile le produit de leurs sécrétions, pour ne conserver aucune incertitude dans leur esprit.

En faisant cet appel, notre intention est d'asseoir la conviction sur une base inébranlable; en sorte que les goutteux qui, dans le doute, se sont abstenus, songent enfin à se garantir de tous les maux dont l'avenir les menace; et ceux qui ont fait usage, sans discernement, de médicaments dont le mode d'action est inconnu, doivent réfléchir à une conduite aussi aveugle et aussi pleine de dangers.

Objections de quelques médecins.

Mais, dit-on encore, des médecins pensent qu'il n'y a rien à faire à la goutte.

Que les médecins soient divisés sur

cette question, comme sur beaucoup d'autres, il n'y a rien d'étonnant. Les autres professions libérales n'offrent pas non plus un accord bien fraternel.

Quelques médecins conseillent de s'abstenir, parce que, ne pouvant eux-mêmes rien contre la goutte, ils sont portés à penser que les bornes de leur esprit sont la limite naturelle de la science. En conséquence, ils délivrent gratuitement un brevet d'incapacité générale. C'est peut-être de la libéralité, mais ce n'est pas de la justice.

D'autres pensent qu'ils auraient dû trouver le remède, s'il en existait, encore bien qu'ils n'aient pris ni le temps, ni la peine de chercher : c'est-à-dire qu'ils voudraient récolter sans avoir semé ; ce serait fort commode, mais fort peu légitime.

Nous n'en finirions pas si nous voulions scruter les motifs patents ou secrets des opposants.

Aux médecins honorables et instruits qui protestent, nous dirons : Pourquoi, *à priori*, vous inscrire en faux contre tout remède anti-goutteux ? Considérez-vous la goutte comme une espèce de *noli me tangere*, une sorte de mal sacré, une plaie de Dieu qu'il serait impie de guérir ?

Si telle n'est pas votre pensée, pourquoi interdire toute recherche aux hommes laborieux, et frapper d'avance de discrédit le résultat de leurs veilles et de leurs travaux ? Qui peut se croire assez haut placé pour régner seul sur la science ?

Sans doute, il y a des abus à déraciner et le charlatanisme à détruire ; aussi est-ce un droit et un devoir d'appliquer un critérium sévère ; mais s'ensuit-il qu'il faille nier tout progrès nouveau ?

Si la goutte devait s'apaiser d'elle-même, les attaques s'affaiblir de plus en plus; si, enfin, on entrevoyait une limite aux souffrances, le conseil de ne rien faire pourrait, à la rigueur, se concevoir encore; mais si l'expérience quotidienne prouve surabondamment que la goutte, livrée à elle-même, ne pardonne jamais, que si elle semble quelquefois sommeiller, son réveil est tôt ou tard terrible, on comprendra la responsabilité de ceux qui conseillent de se croiser les bras, et le désespoir qui rongera un jour, mais trop tard, leurs pauvres victimes.

Si quelqu'un a jamais été compétent pour donner un avis, en pleine connaissance de cause, c'était assurément le grand Sydenham, si justement nommé l'*Hippocrate anglais*: en proie à de violents accès de goutte, il cherchait un remède sans jamais désespérer, et demeur ait convaincu qu'un jour on le découvrirait, et qu'on devait encourager noblement tous les efforts consciencieux pour y parvenir.

Il serait donc temps enfin de réunir en faisceau toutes les forces vives du corps médical, pour chasser la goutte, ce désespoir de la médecine et ce fléau de l'humanité.

RÉSUMÉ.

Avantages de la liqueur.

1° On n'aura pas à craindre de crises aiguës, puisqu'on pourra toujours les conjurer, dès que les premiers symptômes menaceront. Ainsi, l'on ne sera jamais cloué sur son lit de douleur, et l'on pourra toujours vaquer à ses affaires.

2° Cette liqueur employée pendant un accès, n'importe à quelle période, et quelque violente que soit la douleur, on verra bientôt le calme se rétablir et tout rentrer peu à peu dans l'ordre.

3° Par son usage à des époques déterminées, la concentration des sels n'ayant plus lieu, la goutte ne pourra plus éclater aussi facilement, de même que la soupape de sûreté prévient l'explosion de la vapeur.

4° La santé générale s'améliorera de plus en plus, débarrassée qu'elle sera d'une surabondance de principes qui produisent non-seulement la goutte, mais la gravelle, les rhumatismes, et ces mille maladies protéiformes, qui épuisent les pauvres malades sans trêve et sans relâche.

5° Toutes les constitutions, quelque nerveuses, quelque fatiguées qu'elles soient, pourront toujours user de cette liqueur, puisque, prise même en lavement, elle conserve toute sa vertu.

Il n'y a pas, que je sache, de contre-indication à l'usage de la liqueur. Si cependant l'estomac était d'une susceptibilité nerveuse extraordinaire, habituellement sujet au vomissement, ou affecté d'inflammation aiguë, il serait prudent alors d'administrer le médicament à très-petite dose, ou mieux encore en lavement.

Avantages des pilules.

Lorsque l'accès aura totalement disparu, le plus vulgaire bon sens commande d'effacer les traces des accès passés et de parer aux accès futurs : c'est le double but que les pilules doivent atteindre.

Ici aucune objection, même spécieuse, ne peut se produire, puisque l'on n'a à craindre aucun effet immédiatement perceptible.

Les appareils digestif, sanguin, nerveux, n'en sont nullement ébranlés : c'est une action lente, mais sûre, de dépuration goutteuse, et l'on ne s'apercevra du résultat que par l'ajournement des attaques, qui deviendront de plus en plus rares et bénignes, jusqu'à leur complète disparition.

En même temps, la souplesse et la liberté des mouvements grandiront, et les nodus, ce cachet jusqu'ici indélébile, se ramolliront, sans s'ulcérer, pour s'effacer progressivement.

Ainsi la goutte n'effraiera plus par ses anomalies et ses métastases, et le goutteux sera enfin délivré de ses horribles angoisses.

En thérapeutique, il ne faut jurer que par des faits.

Je n'ai pas besoin, je pense, d'avertir que ce n'est pas ici une pure hypothèse. Les théories, quelque brillantes qu'elles apparaissent, sont si souvent et si cruellement démenties par la réalité, qu'il faut, en thérapeutique surtout, ne jurer que par les faits. Les conjectures, on le sait, ne manquent jamais, les préceptes ont toujours abondé ; mais la pratique, la saine et bonne pratique, a toujours été aussi rare qu'elle est précieuse. Qu'importent les raisonnements plus ou moins spécieux ? Un médicament qui guérit, réunit, selon moi, les plus excellentes conditions, et n'a nul bésoin de démonstrations, peut-être très-savantes, mais parfaitement oiseuses.

Or, après une expérimentation de plus de vingt-cinq ans, nous avons atteint le but de toutes nos recherches, et nous sommes heureux de voir nos travaux, nos sacrifices de tous genres, couronnés enfin par le succès.

Précautions pour conserver à la liqueur et aux pilules leur homogénéité.

La liqueur et les pilules *curatives* et *préventives* de la goutte sont composées sur ordonnance magistrale.

Pour conserver leur composition pure et intacte, nous avons dû, dans l'intérêt des goutteux, prendre les plus grandes précautions.

En effet, à peine une recette est-elle publiée, que chacun aussitôt s'empresse de la modifier, de la torturer de mille manières. On retranche une substance à cause de sa cherté, on en ajoute une autre par amour-propre, on abrège la composition par économie de temps ou d'argent; tout le monde enfin veut avoir voix au chapitre : c'est une telle discordance, qu'on finit par ne plus s'entendre.

De tous les médicaments fameux légués par l'antiquité, consacrés par une longue expérience, il n'en reste pas un seul en crédit, parce qu'aucun n'a conservé sa pureté native.

Nous devions donc, dans l'intérêt public, faire choix d'un pharmacien nous présentant toutes les garanties d'honneur et de capacité, l'initier à nos formules et à nos manipulations, afin d'être certain qu'elles seraient scrupuleusement exécutées.

En s'adressant à la pharmacie que nous indiquerons à la fin de cette Notice, les goutteux y trouveront notre médicament bien préparé et toujours homogène.

En désignant une pharmacie particulière, nous avons encore un autre but : c'est que le même pharmacien, préparant souvent les mêmes substances, s'y montrera beaucoup plus habile, et conservera ainsi au médicament une identité parfaite, et sur laquelle on ne pourrait malheureusement pas toujours compter s'il était préparé par tout le monde.

On sait de reste que les médicaments, quels qu'ils soient, qui devraient être toujours identiques, sont aussi différents que les officines où ils ont été préparés. Aussi les meilleurs médecins, dans certains cas et pour certaines formules, sont-ils obligés de recommander une pharmacie spéciale, puisque de l'exécution loyale et consciencieuse de l'ordonnance dépend toute son efficacité.

Au reste, le choix que nous avons fait du pharmacien est tellement honorable, qu'il nous dispense de rien ajouter.

Quoique ce médicament, administré selon nos prescriptions, ne présente aucune espèce de danger, nous engageons cependant les goutteux à n'en faire usage qu'avec l'agrément de leur médecin, qui en surveillera les symptômes et les modifiera selon les indications à remplir.

Ceux de nos honorables confrères

qui, dans des cas difficiles, ont bien voulu en appeler à notre expérience, ont trouvé et trouveront toujours en nous le concours le plus empressé et le plus parfait désintéressement.

Projet d'envoi à l'Académie.

Nous avions pensé à envoyer à l'Académie notre formule; mais la question, au lieu d'avancer, aurait été ajournée indéfiniment, et serait même demeurée sans solution possible. L'Académie aurait eu besoin de la sanction de faits nouveaux. Les nôtres, malgré leur authenticité, n'auraient pas suffi : or, quand il s'agit d'une maladie qui exige plusieurs années pour une seule expérience, on ne peut raisonnablement attendre d'une commission, malgré tout son zèle, qu'elle y consacre tout son temps, à l'exclusion de tout autre objet.

Au reste, si nous avions gardé quelques doutes, un fait éclatant venait de se passer en pleine Académie qui les aurait vite dissipés.

Le docteur Baud, après des recherches infinies, des fatigues physiques et morales, telles que les inventeurs seuls peuvent les apprécier, avait proposé un nouveau fébrifuge en remplacement de la quinine. Il apportait cent soixante cas, observés par lui et par quelques-uns de ses confrères. Le rapporteur de la commission nommée par l'Académie elle-même en avait recueilli trente autres, confirmatifs des premiers ; il semblait dès lors qu'il n'y avait plus qu'à féliciter l'auteur de sa découverte, dont l'importance était incalculable sous tous les rapports : c'est pourtant ce qui n'a pas eu lieu.

Le Ministre, au nom de l'Académie, lui a répondu que, dans une question si grave, toute solution exigeait une expérimentation prolongée et répétée.

Il ne s'agissait cependant que de fièvre intermittente. En quelques mois, la question aurait pu être pleinement étudiée, et jugée à tout jamais. S'il n'en a pas été ainsi (et ce cas n'est pas isolé, les académiciens se rappellent beaucoup de faits semblables), qu'aurais-je pu espérer pour une question dont l'examen demande de longues années pour sa solution? J'ai donc dû renoncer, à mon grand regret, aux suffrages de la savante société, et, tout en étant aux ordres des membres de l'Académie qui désireraient des faits pour éclairer leur religion, je me suis décidé à établir, en quelque sorte, une vaste enquête publique, à faire appel à tous les hommes d'étude, pour résoudre enfin un des plus grands problèmes de la thérapeutique. Nous convions donc la grande famille médicale à cette œuvre scientifique et humanitaire, et nous hâtons de tous nos vœux le jugement impartial de ce jury solennel.

Quant aux goutteux, leur concours ne peut nous manquer, puisqu'il s'agit ici de leurs plus chers intérêts. Nous n'avons pas besoin de stimuler leur zèle : ceux qui ont souffert compatissent volontiers aux maux d'autrui; le passé nous répond de l'avenir; tous s'empresseront de nous envoyer le tribut de leurs consciencieuses observations, pour enrichir la science de faits nombreux et irréfragables.

Coup d'œil rapide sur les conséquences de la goutte ou des rhumatismes négligés.

D'abord, le simple bon sens indiquait que les douleurs atroces, selon l'expression énergique de Sydenham, devaient retentir profondément au sein de tout l'organisme. En effet, le mal local, tout grave qu'il soit, n'est ici que l'accessoire. Ainsi, épaississement, tuméfaction, érosion des synoviales ; ulcération, ramollissement, destruction des cartilages articulaires ; déformation, luxation des phalanges ; dénudation, carie des extrémités osseuses, souvent ankyloses.

Tous ces phénomènes locaux sont bien loin de constituer l'élément principal de la maladie. C'est le cœur, avec ses membranes, qui reçoit le coup le plus direct et le plus fatal. La raison en est péremptoire, puisqu'elle est fondée sur l'anatomie. En effet, dans la goutte et le rhumatisme, l'inflammation siège dans les tissus *séro-fibreux* des articulations, et, par analogie de texture, envahit les tissus *séro-fibreux* du cœur. De sorte que la coïncidence ou la coexistence de cette double phlegmasie a été proclamée LA RÈGLE, LA LOI par M. le professeur Bouillaud, si sévère en fait d'observation, et dont le diagnostic approche de la rigueur mathématique. Et ce qu'il y a de plus fâcheux, c'est que, comme le dit M. Bouillaud : « Le rhumatisme intérieur (celui du cœur) prédomine « souvent sur le rhumatisme extérieur « (celui des articulations), l'absorbe en « quelque sorte, et poursuit opiniâtrement sa marche et ses ravages longtemps après qu'il ne reste plus aucune « trace du rhumatisme extérieur (1). »

(1) *Traité clinique du rhumatisme articulaire.*

Ces ravages sont d'autant plus redoutables qu'ils se développent à l'insu du malade lui-même.

Comment donc expliquer cette marche sourde et ténébreuse qui semble bien étrange et presque incroyable de prime-abord ?

Par une raison toute simple et purement anatomique. Le cœur est privé de l'ordre de nerfs appelés *sensitifs,* et par conséquent les inflammations de cet organe, à moins de complications, ne causent pas une *vraie* douleur. Ainsi se comprennent tout naturellement les aggravations successives, jusqu'à ce que la lésion organique parvenue à un certain degré, trahisse, mais trop tard, ses progrès effrayants. C'est donc un fait désormais acquis à la science, que ce travail destructeur du centre de la circulation sous l'influence de la phlegmasie articulaire. Il est du reste complètement mis hors de question par les plus éminents et les plus célèbres professeurs.

A leur tête brille M. Andral, dont les paroles ont une imposante et si juste autorité : « Je ne doute plus, pour ma « part, écrit cet illustre praticien, du « rôle important que joue le rhuma- « tisme articulaire aigu dans la pro- « duction des maladies organiques du « cœur. D'un côté, je me suis assuré, « par une investigation attentive, qu'un « assez grand nombre d'individus at- « teints de diverses lésions du cœur, « avaient eu antécédemment un rhu- « matisme aigu, et que c'était à dater « de cette époque, ou peu de temps « après, qu'ils avaient commencé à re- « marquer en eux quelques accidents « du côté du cœur ; d'un autre côté, « ayant observé chaque jour l'état du « cœur chez beaucoup de rhumati- « sants, j'ai, en quelque sorte, entendu

« naître, sous mon oreille, l'affec-
« tion du cœur. A la première période
« de la maladie, il n'y a le plus souvent
« ni douleur à la région précordiale,
« ni palpitation, ni dyspnée ; plus tard
« ces deux symptômes apparaissent, ils
« coïncident le plus souvent avec un état
« d'hypertrophie du cœur qui survient
« plus ou moins rapidement, comme
« résultat de l'endocardite (1). » Et
M. Bouillaud, dont les travaux ont jeté
une si vive lumière sur les affections
cardiaques, ne craint pas de s'écrier :
« Malheur ! trois fois malheur à ceux
« chez lesquels un rhumatisme articulai-
« re aigu passe à l'état chronique, non-
« seulement sous le rapport des suites
« de la maladie articulaire, mais encore
« et surtout sous le rapport des *suites*,

(1) Notes et additions au Traité de l'auscultation médiate de Laënnec.

« des *coïncidences intérieures!* Hélas !
« combien est grand le nombre de
« ceux qui, au bout d'un temps plus ou
« moins long, meurent victimes ou
« martyrs de ces lésions *chroniques*
« *organiques des valvules du cœur avec*
« *accompagnement d'hypertrophie de cet*
« *organe* (1). »

Si, au jugement des princes de la science, une inflammation articulaire de nature rhumatismale est accompagnée de tels désordres, que dire alors de l'inflammation articulaire de nature goutteuse, dont la gravité, toutes choses égales d'ailleurs, est beaucoup plus redoutable? Les nodosités extérieures qui frappent tous les regards ne devraient-elles pas appeler la plus sérieuse attention sur des productions similaires à l'intérieur, et bien autrement dange-

(1) Ouvrage cité.

reuses, sur les cristallisations et incrustations des valvules du cœur, dont le jeu peut être si facilement enrayé.

Ah! si l'erreur et les préjugés n'aveuglaient pas quelquefois les meilleurs esprits, ne serait-il pas étrange qu'il fallût insister sur la nécessité absolue de guérir non-seulement l'acuité, mais encore et surtout la chronicité de ces terribles affections!

En effet, c'est moins souvent la rigidité articulaire qui condamne à l'immobilité, que la maladie chronique du cœur, et c'est par la lésion profonde de cet organe que beaucoup de goutteux périssent comme lentement asphyxiés.

Aussi, notre médication vient-elle combler une immense lacune. On ne s'était occupé jusqu'ici que d'amoindrir les accès; mais tout le monde sait malheureusement, que, l'accès une fois passé, on n'en reste pas moins goutteux ou rhumatisant. Donc, s'il est bon de guérir l'accès qui est l'*effet*, il est bien mieux encore de guérir le vice constitutionnel qui est la *cause :* car la diathèse goutteuse ou rhumatismale n'est pas plus guérie par la suppression d'un accès, que la diathèse cancéreuse par l'extirpation d'une glande, ou la diathèse scrofuleuse par l'enlèvement d'un ganglion. C'est donc, encore une fois, toute la constitution qu'il faut modifier : or, c'est précisément cette dernière qui a été toujours négligée par les auteurs mêmes qui se vantent le plus de guérir la goutte. Beaucoup n'en parlent même pas; les autres ne la mentionnent évidemment que pour la forme, puisqu'ils ne proposent que la médication de l'état aigu, seulement à moindre dose; ils ne voient, par conséquent, que des nuances dans deux états pourtant si dissemblables. Aussi les goutteux roulent-ils de chute en chute, sans paix ni trève assurée. N'est-il pas évident, en effet, qu'un médicament doué d'assez d'énergie pour l'état aigu, ne peut convenir à tout un système qu'il s'agit de changer avec une sage lenteur et une prudente temporisation ? Nos travaux ont donc tendu surtout à découvrir la médication pour l'état chronique et à la séparer avec le plus grand soin de celle destinée à l'état aigu. Cette dernière éteint le feu ; mais l'autre prévient l'incendie et répare ses ravages. Notre idée a frappé si juste, que, depuis une trentaine d'années, chaque expérience en a été une nouvelle consécration. Et ce qu'il y a de remarquable et de bien rassurant, c'est que ce but est atteint *sans moyens perturbateurs;* aucune fonction n'est troublée ; au contraire, le jeu de tous les appareils n'en devient que plus régulier. Le cœur et les articulations recouvrent la liberté de leurs mouvements. On constate une amélioration sagement progressive; mais la prudence et le bon sens exigent un temps plus ou moins long, selon le degré du mal, pour transformer, sans rien compromettre, tout une constitution.

Résumé.

Pour l'état aigu :

La liqueur est plus sûre, plus efficace, plus infaillible que tous les médicaments connus.

Pour l'état chronique :

Les pilules forment la seule méthode en usage, qui, en épurant toute l'économie, éloigne d'abord les accès en les adoucissant, et finit par les guérir radicalement. Les pilules constituent donc le fond, le principe, la base d'une médication franchement anti-goutteuse. Elles sont à la liqueur ce que l'ensemble est au détail, le tout à la partie, ou la cause à l'effet.

Nous recevrons avec reconnaissance les renseignements qui nous seront adressés dans l'intérêt public et dans un but scientifique, et nous prions les personnes qui déjà ont bien voulu le faire, d'en agréer ici nos plus sincères remerciements.

LE DOCTEUR LAVILLE,

79, rue du Bac, à Paris.

La liqueur et les pilules demandant un temps considérable et des soins tout particuliers pour leur bonne confection, nous avons dû choisir une pharmacie bien connue pour être à l'abri de tout reproche, et dont l'honneur et l'intérêt fussent engagés à ne rien négliger.

L'on peut s'adresser en toute confiance :

A Paris, 14, rue de la Paix, pharmacie BÉRAL,

Qui donnera gratuitement ce petit Traité, afin que, loyalement, tout le monde puisse connaître notre méthode avant d'en faire l'application, et que, scientifiquement, chacun puisse se former une opinion légitime, consciencieuse, éclairée.

[illegible] PAR HENRI ET CHARLES [illegible]

Rue Saint-Dominique, 56.

www.ingramcontent.com/pod-product-compliance
Ingram Content Group UK Ltd.
Pitfield, Milton Keynes, MK11 3LW, UK
UKHW021111200726
13857UKWH00003B/1192